AF472824

DESCRIPTION

HISTORICO-CHYMIQUE

ET MEDICALE

DES EAUX ET DES BAINS

D'EMBS.

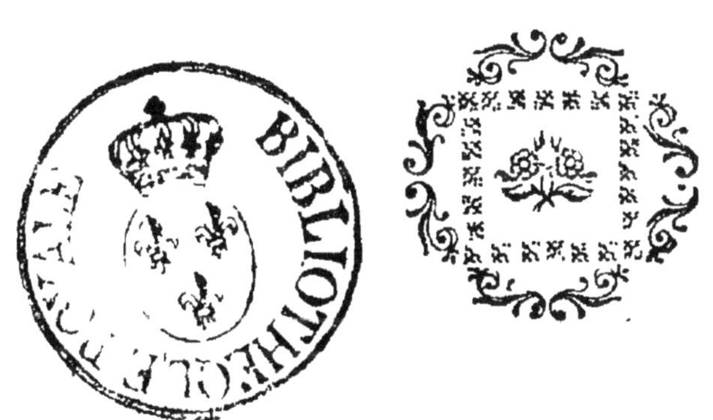

A EMBS,
ET à NEUWIED sur le Rhin, chez la Société typographique.

1787.

DISCOURS PRÉLIMINAIRE.

De tous les moyens que la nature bienfaisante accorde à l'homme pour se soulager dans ses infirmités, il n'en est pas dont l'usage soit plus général, plus simple, plus commode, & l'effet plus sûr, que les eaux minérales.

Les secours que l'on en peut tirer ont été connus & recherchés dans la plus haute antiquité; l'histoire nous l'apprend. Et les monumens dont il subsiste encore des restes, par-tout où il se trouve des eaux minérales, attestent assez le cas & l'usage que les anciens en ont faits.

L'Allemagne, la France, la grande Bretagne, l'Italie, le Piémont, la Suisse &c. possedent un grand nombre de sources chaudes & minérales, & toutes ou presque toutes ont été connues & mises en usage par les Romains. Les bains en général étoient un des objets essentiels de leur luxe, comme les eaux thermales étoient en particulier celui de leur médecine.

Toutes les légions romaines qui ont pénétré dans les Gaules, & les colonies qui y sont venues à leur suite, semblent avoir pris à dessein leur direction par les contrées où il se trouvoit des eaux minérales, ou plutôt s'y être arrêtées par préférence.

On peut mettre les eaux d'*Embs* au nombre de celles dont ils ont fait le plus de cas, &, à leur exemple, les peuples qui leur ont ſuccédé: 1° parcequ'elles ſont d'une température & d'une compoſition qui les rend preſque généralement convenables à toutes ſortes d'infirmités. 2° par l'abondance de leurs ſources & la variété infinie qui regne entre leurs dégrés de chaleur. 3° par la préſence des ſources froides qui permettent de tempérer les chaudes autant qu'on le veut. 4° par la ſituation vraiment pittoreſque du lieu, l'air vif & pur qu'on y reſpire, ſa ſituation ſur le bord d'une riviere limpide, & aſſez à portée d'une grande ville pour en avoir l'agrément quand on le veut ſans en craindre les inconvéniens. 5° par les établiſſemens même qui y ont exiſté dans les tems les plus reculés pour l'uſage du buveur & du baigneur, & qui ont été ſucceſſivement reconſtruits & diſpoſés de maniere qu'ils offrent tout ce qu'on peut déſirer de commodités pour la vie, le logement & le régime des eaux.

Les expériences faites ſur les eaux d'*Embs* & que nous rapporterons ci-après, prouvent qu'elles ont infiniment de rapport avec celles de Spa dont elles contiennent tous les principes, & que quelques-unes des ſes ſources atteignent au même dégré de chaleur que celles de *Bath* en Angleterre, de *Lauch* en Suiſſe,

& ont ſeulement 4 dégrés de moins que celles de *Borcet* près d'Aix-la Chapelle, & de *Wisbaden*, qui ſont réputées les plus chaudes de l'Europe; mais l'avantage qu'*Embs* a ſur ces bains fameux, c'eſt qu'à côté de ſes ſources chaudes, il en réunit de tiedes & de tempérées juſqu'au dégré du froid.

Leurs propriétés générales, dans le détail deſquelles nous entrerons plus particuliérement, étant d'être infiniment efficaces contre la goute, les rhumatiſmes, les obſtructions de tous genres, les contractions de nerfs & tous les maux qui en dérivent ou qui les occaſionnent, toutes les maladies cutanées, les luxations, les inflammations &c. &c., les rendent convenables contre plus des trois quarts des infirmités qui affligent l'humanité. Pour le prouver il ſuffiroit de dire qu'on y a vu apporter plus d'une fois des apoplectiques ſans connoiſſance, des paralytiques ſans mouvement, & des malades en tous genres qui étoient réputés incurables & qui pourtant y ont trouvé leur guériſon.

Le Bourg d'*Embs* eſt ſitué dans l'ancien comté de *Katznelebogen*, au bord de la *Lahr*, à quatre lieues de ſon confluent dans le Rhin, & à deux lieues de la ville de Coblentz, dans un vallon très agréable, bordé de montagnes fort élevées qui offrent les aſpects les plus pittoreſques & les plus variés & une abondante récolte de végétaux & de minéraux dignes d'obſervations à faire par ceux qui s'occupent de l'hiſtoire naturelle.

La haute ſeigneurie du lieu, les ſources & les bains appartiennent aux maiſons ſouveraines de *Heſſe-Darmſtadt* & de *Naſſau-Orange* qui y poſſedent chacune un vaſte hôtel où ſe réuniſſent les ſources thermales. Dans des tems plus anciens, ces hôtels ou châteaux avoient pu être bâtis pour ſervir de demeure à ces princes, lorſqu'ils vouloient faire uſage des eaux, mais depuis longtems ils en ont permis la jouiſſance au public par bienveillance pour l'humanité & pour rendre l'accès de ces eaux ſalubres plus général & plus commode ſurtout pour le grand nombre de gens de diſtinction qui s'y rendent de tous les pays de l'Europe.

On peut à ce ſujet dire avec vérité que de tous les lieux où l'on prend les eaux, *Embs* eſt celui où il ſe trouve le moins de mauvaiſe compagnie à côté de la bonne.

La réputation de ces eaux étant déjà établie depuis pluſieurs ſiecles, je n'entreprens pas ici d'en faire un éloge ſuperflu ; je n'ai pris la plume que pour en donner une deſcription qui fût à la fois utile aux perſonnes qui ſe propoſent de faire uſage de ces eaux, & ſatisfaiſante pour la curioſité de ceux qui veulent les connoitre plus particulierement.

Il exiſte à la vérité pluſieurs deſcriptions de ces eaux, mais elles ſont toutes en allemand & trop anciennes, à l'exception de deux modernes que j'ai pu me procurer; l'une du Docteur Bruckman médecin du Prince de Darmſtadt, faite en 1772, l'autre par M. Cartheuſer médecin du Prince de Naſſau-Uſingen, en 1781. Il y en a bien une 3*me* qui eſt ſpéciale aux bains & ſources de l'hôtel de Naſſau, mais je n'ai pu l'obtenir, ſur les lieux mêmes, en ſorte que les deux deſcriptions ci-deſſus citées ſont les ſeules où j'ai été à portée de puiſer des matériaux pour la confection de mon travail. Elles ne laiſſent rien à déſirer à ceux qui poſſedent la langue allemande; mais comme ce n'eſt pas pour eux que j'écris, j'ai été forcé de me borner à extraire de ces deux auteurs ce qui pouvoit entrer dans mon plan & à fondre leurs idées avec les miennes pour en faire un ouvrage plus analogue au goût de la littérature françoiſe, & plus conforme aux améliorations faites à Embs, & aux nouvelles découvertes phyſiques qui ont eu lieu depuis la date de ces deſcriptions.

Il eſt d'uſage de mettre à la ſuite de ces ſortes d'ouvrages une liſte des perſonnes ou une énumération raiſonnée des maladies les plus ſérieuſes auxquelles les eaux ont procuré des effets merveilleux ou une guériſon radicale; mais comme il faudroit pour cela seul plusieurs volumes, nous nous en abstiendrons & nous nous contenterons de renvoyer les lecteurs à l'ouvrage *ex professo* que le docteur Bruckman a promis de donner à ce sujet, & d'observer que, pour le mettre d'autant plus en état de satisfaire sur cela l'intérêt que le public prend aux succès admirables des eaux d'*Embs*, il seroit à souhaiter que la plupart de ceux qui y arrivent soient mieux instruits par leurs médecins de l'état exact de leur situation ou de leurs maladies, & qu'après leur départ ils daignassent confirmer l'effet qu'ils auroient éprouvé par l'usage des eaux.

Mais sans entrer même dans ce détail, on peut assurer, sans crainte d'être contredit, que tout ce que l'électricité, la vertu des simples & les découvertes modernes sur l'air & même sur le magnétisme animal, ont pu produire d'effets tendant au soulagement ou à la guérison des infirmités humaines, les eaux & les bains d'Embs peuvent le surpasser.

Cependant pour en bien user, il convient que le malade ou son conseil soient instruits de tout ce qui concerne la nature & les propriétés de ces eaux, & le régime à tenir en en faisant usage, & si même ils se laissoient guider par les médecins qui en font leur unique état, il conviendroit pourtant qu'ils eussent encore quelques connoissan-

ces

ces qui puſſent ſatisfaire au moins leur curioſité. M'étant trouvé dans ce même cas, j'ai compris combien les étrangers avoient à ſouffrir de la privation d'une inſtruction quelconque ſur la maniere d'uſer d'un remede qu'on eſt venu chercher de ſi loin & ſur les effets qu'on en peut eſpérer. C'eſt ce qui m'a déterminé à laiſſer rendre public ce petit recueil d'obſervations que je n'avois fait d'abord que pour ma propre direction.

Je n'ignore pas qu'il y a beaucoup de perſonnes & même des médecins aſſez célebres qui conſervent un préjugé contre les bains chauds, & je conviens volontiers avec eux que ceux qui ſont très chauds & qui n'ont qu'un même dégré de chaleur & une ſubſtance minérale très dominante, ne ſont pas favorables à nombre de maladies, & peuvent même être nuiſibles à pluſieurs.

En effet peut-il être indifférent de prendre un bain qui participe abondamment du ſoufre, par exemple, ou de parties ferrugineuſes, qui étant indiquées pour un très petit nombre de maladies opéreroient ſouvent ſur un baignant mal-informé l'effet contraire de celui qu'il s'en promet ; quel riſque ne court pas celui qui, ſans en connoitre les conſéquences, ſe livre à un bain trop chaud ? On ſe rappelle encore que durant la guerre de 1761 un jeune officier françois périt dans le bain même à Wisbaden pour s'y être plongé tout à coup ſans l'avoir fait refroidir auparavant. D'autres y ont perdu leur ſanté & décompoſé leur ſang. Et enfin en ſuppoſant même que le tems ou la patience permettent d'attendre un bain pendant pluſieurs heures, ou de le faire tempérer par beaucoup d'eau froide, il en réſultera toujours que ſes propriétés ſeroient infiniment affoiblies ou dénaturées. De tels bains inſpirent ſans doute un préjugé bien fondé. Mais ces objections ne ſont point applicables aux bains d'Embs. Sur 2 ou 3 ſources aſſez chaudes, il y en a 20 qui ſont tempérables au degré auquel on veut les avoir, & d'ailleurs ce n'eſt pas un ſeul principe minéral qui domine, c'eſt un compoſé aſſorti de ce que les minéraux tombés en diſſolution ont de plus doux & de plus ſalubre combiné dans une telle proportion que s'il arrivoit que les eaux d'Embs ne rendiſſent pas la ſanté, au moins il ne ſeroit pas à craindre que leur uſage fût préjudiciable.

Pluſieurs médecins, parmi les modernes, font un grand cas des bains froids : on ne peut conteſter leurs propriétés dans quelques maladies, mais ils ont toujours l'inconvénient que, pris ſans précaution ou ſans diſpoſitions ſuffiſantes, ils peuvent être très préjudiciables & même mortels. Quelle révolution ne doit pas craindre celui qui n'ayant pas achevé sa digestion, ou qui ayant chaud, va plonger son corps dans un élément froid qui le saisit, resserre ses pores, & intercepte tout à coup sa transpiration; il n'en est pas de même des bains tiedes; outre qu'ils sont d'un usage bien plus général, leur chaleur est toujours relative à celle du corps, & ils ne peuvent jamais occasionner d'accidens, si même on les administroit à un corps réfroidi.

Il est reconnu que les eaux thermales ont infiniment plus de force à leur source même qu'après avoir coulé quelque tems, car dans le dernier cas l'air fixe s'en échappe, & les parties minérales les plus fines s'en évaporent ou s'attachent aux parois des canaux & réservoirs, tandis qu'à la source même elles se renouvellent sans cesse & y conservent par conséquent toute leur vertu. C'est encore un des avantages que l'on trouve à Embs; bains & fontaines y sortent immédiatement du rocher qui s'est ouvert pour en laisser jaillir les sources. Aussi ces deux especes d'eau peuvent-elles se transporter pour procurer leurs bons effets aux personnes qui ne veulent ou ne peuvent se rendre sur les lieux, savoir celles à boire jusqu'au delà des mers, pourvû qu'elles soient bien bouchées, & celles des bains à plusieurs lieues de distance, sans perdre le dégré de chaleur qui peut les rendre convenables à diverses maladies.

On en citera pour exemple celles qui furent transportées à Coblentz en 1784 pour l'usage de S. A. S. E. de Treves. Elles y arrivoient encore assez chaudes pour qu'il fût besoin d'attendre quelques heures pour les avoir d'une chaleur temperée.

Embs réunit tout ce qui se trouve à Spa & à Aix-la-Chapelle, eaux à boire & eaux à baigner, & il est, comme eux, un lieu de dissipation & un rendez-vous général de bonne compagnie, l'asile de la liberté, mais il a cela de particulier, qu'il n'y regne ni luxe ni morgue ni étiquette, & qu'on n'y admet qu'un jeu très modéré & des plaisirs simples, peu dispendieux, & à la portée de tout le monde. Aussi le séjour qu'on y fait y est-il moins coûteux qu'ailleurs; & les gens assez raisonnables pour préférer ces eaux à plusieurs autres, y ont l'agrément de ne point s'y trouver compromis ou mêlés avec cette foule d'intrigans & d'escrocs qui se font un état de suivre les grands bains, & une étude particuliere de mettre à contribution ceux qui les fréquentent. Il ne va à Embs que d'honnêtes gens, & on y retrouve communément les mêmes personnes pendant plusieurs années de suite; elles y sont attirées ou par les liaisons agréables qu'elles y ont formées, ou par le désir de perfectionner leur guérison ; le plus souvent par reconnoissance de celle qu'elles y ont obtenue.

Mais ce ne sont pas seulement des malades qui se rendent aux eaux d'Embs ; on y voit un grand nombre de personnes qui n'ont aucune infirmité. Les gens d'affaires & de cabinet y vont goûter quelque relâche & chercher du délassement. Ceux qui sont riches & sociables y vont pour trouver la bonne compagnie, d'autres pour s'y distraire de chagrins domestiques. Tel mari vieux ou débile espere s'y restaurer assez pour plaire encore à sa jeune épouse. Telle femme y accourt dans l'intention d'y obtenir la fécondité. Les jeunes gens y vont chercher tous les genres de dissipation &c. Ainsi on trouve là des personnages de tout rang & toutes les nuances d'humeurs & de caracteres ; cependant tout le monde s'y accorde, s'y plaît & s'y amuse parfaitement, on engage ses amis à y aller aussi ; & voilà comment Embs devient chaque année plus considérable & plus fréquenté.

Il est peu de villes à vingt lieues à la ronde d'Embs d'où l'on ne puisse s'y rendre par des chaussées sûres & commodes sur lesquelles il y a des voitures publiques établies.

Les montagnes qui environnent Embs, permettent d'y entretenir un grand nombre de chevres dont le lait doux & rafraichissant vient ajouter encore à l'efficacité des eaux & opérer conjointement avec elles des guérisons incroyables.

Les gracieux princes à qui ce domaine appartient, ont toujours pris plaisir à le faire décorer de tous les agrémens & des promenades dont il est susceptible en raison de sa situation. On s'occupe encore d'un projet pour les augmenter considérablement.

La *Lahn* par son cours embellit encore cette vallée & y répand une fraicheur admirable dans l'été, en même tems qu'elle procure la vue la plus intéressante aux deux hôtels sous les fenêtres desquels elle passe, & qu'elle les fournit abondamment d'excellens poissons pour la consommation des baigneurs.

Embs a acquis, l'année derniere, un nouveau titre à sa célébrité en servant de rendez-vous pour des conférences politiques dont l'objet & les suites occupent encore fortement les esprits. C'est là que les députés des archevêques du Corps germanique se sont rassemblés pour délibérer sur leurs droits & sur les prétentions de la cour de Rome.

Il y a ordinairement quelque spectacle à Embs dans la saison des eaux ; une petite banque de jeu d'hasard ; un ou deux bals publics par semaine; plusieurs billards ; un caffé très bien servi dans la salle d'assemblée qui eſt des plus ſpacieuſes & dans la plus belle poſition. Le privilége de ces différens genres d'amuſemens & de reſſources a été accordé récemment à un citoyen honnête de Coblentz. Il ſe livre actuellement à des frais conſidérables pour décorer & meubler la ſalle; ſon attention & le bon ordre qu'il a ſu mettre dans les divers objets qui lui ſont confiés, démontrent qu'il n'a rien plus à cœur que de prévenir les déſirs des étrangers & de leur procurer tous les agrémens qui peuvent dépendre de ſon zele & de ſon exactitude. Il fournit ſa ſalle de pluſieurs gazettes françoiſes & allemandes. Il a commencé à faire imprimer une liſte des étrangers dans le goût de celles qu'on fait à Spa & à Aix-la-Chapelle, & il ſe propoſe encore d'ajouter à ces divers avantages une librairie qui offrira la commodité d'un cabinet de lecture.

Il y a à Embs deux médecins, deux pharmaciens, des chirurgiens & des marchands forains, bijoutiers & autres.

Ainſi on y trouve réuni non ſeulement ce qui peut guérir les maladies ou les prévenir; mais encore ce qui peut délaſſer, amuſer, réjouir & conſerver notre exiſtence, enfin ſatisfaire nos goûts & nos beſoins en tous genres.

CHAPITRE PREMIER.

De l'ancienneté de l'établissement des Fontaines & des Bains à EMBS.

LA premiere origine de cet établissement se perd dans les tems les plus reculés; l'étymologie du nom *Embs*, de *Embesse*, comme on le trouve dans les anciens titres, semble provenir du mot grec *Embasis* qui signifie un lieu rempli d'eaux chaudes. Les monumens, les inscriptions, les monnoies, les armes, les meubles qu'on trouve encore dans tous les environs du Rhin & particulierement dans les lieux où il y a des sources minérales, tels que *Visbaden*, *Embs* & *Aix-la-Chapelle*, prouvent assez que les romains les ont habités & ont fait longtems usage de ces eaux. On sait d'ailleurs que plusieurs empereurs & Généraux romains, ont conduit des légions victorieuses à travers les gaules & la germanie, & que *Cesar*, *Drusus* & *Tibere* s'y sont arrêtés sur les bords du Rhin. Par conséquent en rapprochant l'histoire des monumens que l'on a découverts à Embs, on ne peut plus douter que ses eaux n'aient déjà été en réputation, même avant l'ere chrétienne. *Seneque*, *Pline*, & plusieurs autres auteurs nous le confirment; & depuis ce tems elles n'ont cessé d'être en usage. Leurs propriétés merveilleuses étoient donc déja reconnues par différens peuples, constatées par une longue suite d'expériences, lorsqu'il en parut en 1535 une description (*a*) & que dans la suite le Landgraff *Wilhelm* de *Hesse* se détermina à y faire bâtir un édifice public pour en rendre l'usage plus commode; il fut achevé en 1583, & les Landgraffs ses successeurs, particuliérement *Ernest Ludwig*, y ont ajouté de nouveaux bâtimens

(*a*) *Dryanderi Thermarum Embsensium nova delineatio.*

& l'ont insensiblement perfectionné & amené au point qu'il ne laisse plus rien à désirer pour l'agrément ou la commodité.

En 1720 la maison de *Nassau-Orange* co-Seigneur d'*Embs* & de son territoire, y a fait aussi élever pour le même usage, un hôtel très-vaste & infiniment commode.

Les principales sources d'eaux minérales & les bains sont réunis dans ces deux établissemens ou en dépendent immédiatement.

CHAPITRE II.

De la formation des sources chaudes & minérales.

Toutes les eaux de la terre ont été destinées à être dans une action & une réaction perpétuelles. Les vapeurs humides pompées par le soleil sur les mers, sur les fleuves & sur toutes les surfaces aqueuses, s'élevent dans l'atmosphere pour retomber en pluie, en neige, en brouillards ou en rosée; elles la pénètrent d'une humidité nécessaire à la végétation & à d'autres opérations de la nature. De là se forment la plupart des sources & des fontaines, les ruisseaux & les rivieres qui vont reporter chaque jour à l'océan ce qu'il perd par l'évaporation ou l'attraction des rayons du soleil.

Si les eaux reçues sur la surface des monticules ne trouvent à pénétrer que des terres simples, & ne circulent qu'à travers les fentes ou les couches des rochers dépourvus de substances minérales, elles viendront s'ouvrir une issue au pied de la colline ou dans le puits qu'on leur aura creusé, où elles produiront de l'eau aussi douce que celle de pluie.

Si au contraire elles ont dû filtrer à travers des terres imprégnées de substances salines, bitumineuses, sulphureuses, alumineuses &c. ou couler sur des filons de minéraux, elles en participeront plus ou moins en raison de la quantité de particules qu'elles auront pu délayer, dissoudre ou entraîner avec elles. C'eſt ainſi que ſe forment les eaux crétacées, ſavoneuſes, alumineuſes, ſoufrées, acides, ferrugineuſes, &c. &c.

Quant aux ſources naturellement chaudes, je vais rapporter les opinions de divers auteurs ſur la maniere dont elles ſe forment.

D'abord les anciens ont cru devoir attribuer leur chaleur naturelle ou aux rayons pénétrans du ſoleil, ou à un feu ſubſiſtant dans les entrailles de la terre, ou au mouvement des minéraux qui entrent en fuſion, ou aux marcaſſites qui tombent en chaux, ou enfin à l'ordre primitif de la nature qui auroit admis des eaux chaudes dès la création du monde.

Ecoutons le ſentiment des modernes: les eaux, ſuivant quelques-uns, ſeroient elles-mêmes les agens de la chaleur qu'elles acquierent par leur rencontre fortuite avec des matieres qu'elles mettent en efferveſcence.

C'eſt un principe reçu que deux ou pluſieurs corps froids & de nature différente, peuvent s'échauffer par leur réunion.

L'esprit de nitre versé sur le fer produit une effervescence chaude.

La chaux ajoutée à l'eau produit aussi sur elle le même effet.

La limaille de fer mêlée de soufre, & humectée par un peu d'eau, entre aussi dans une grande fermentation ; mais celle qui est occasionnée par la présence de l'eau dans l'acide vitriolique, peut aller jusqu'à un degré de chaleur & d'effervescence propre à détourner, soulever & briser tout ce qui l'environne.

Il n'en faut donc pas davantage pour expliquer comment un filet d'eau qui arriveroit froid sur des substances qui participeroient de l'acide vitriolique, ou du fer & du soufre, seroit tout à coup mis en effervescence & sortiroit de terre, chaud & imprégné de ces mêmes substances.

Cette définition paroit fort raisonnable & fondée sur la saine physique.

D'autres attribuent la chaleur naturelle de l'eau au seul effet du frottement, en adoptant aux liquides un principe admis seulement pour les solides, & dont l'expérience se fonde ou sur le frottement de deux morceaux de bois dont les sauvages tirent du feu, ou sur celui de la scie, de la lime, de la vrille & du marteau, quand ils ont travaillé pendant quelque tems.

Mais ces expériences n'ont aucun rapport avec l'eau; & une autre hypothese me paroit expliquer avec plus de vraisemblance la formation des eaux chaudes au sein de la terre, c'est celle que je vais proposer.

L'intérieur de la terre & des hautes montagnes est rempli de matieres minérales inflammables qui sont le plus souvent combinées ensemble, de maniere que le moindre mouvement, le frottement, le rapprochement de leurs parties, ou seulement la chaleur centrale du globe peuvent les embraser. Ces incendies occasionnés par la fermentation de ces substances, ou par quelqu'autre cause accidentelle, sont alimentés par l'air souterrain, & irrités par les eaux qui se dirigent vers eux. Du concours ou plutôt du combat de ces élémens, proviennent ces volcans terribles , ces explosions, ces tremblemens de terre qui semblent menacer la nature d'un bouleversement total.

Mais tous ces embrasemens souterrains ne se forment pas une issue par où ils puissent vomir l'énorme quantité des matieres qu'ils ont fondues ou calcinées ; la plus grande partie concentrant leurs feux & dévorant tout ce qui les environne , forment des milliers de cavernes dans lesquelles ou dans la proximité du foyer desquelles les eaux peuvent pénétrer.

Si elles en passent assez près , elles en sont échauffées suffisamment pour être encore tiedes & légérement imprégnée sde parties minérales à leur issue hors de terre.

Mais si elles arrivent immédiatement dans les cavernes formées par l'embrasement des substances minérales & inflammables, qu'elles les traversent ou bien qu'elles y séjournent, & que repoussées par l'action du feu, elles s'en échappent en vapeurs , elles seront dans tous

tous les cas, rendues très-chaudes & chargées des sels & des principes métalliques des matieres qu'elles rapporteront avec elles, qu'elles auront délayées, ou dont elles auront seulement lessivé les cendres.

Et ces eaux seront plus ou moins chaudes, ou même brulantes, en raison de l'éloignement du foyer, si elles ne sont pas tempérées par des filets d'eau froide qui seront venus en chemin se joindre à elles.

En n'admettant même cette hypothese que comme l'explication de la chaleur de ces eaux, on ne pourroit disconvenir qu'étant ainsi chauffées au sein de la terre, & rencontrant ensuite dans leur route pour en sortir, des filons de minéraux, des décompositions métalliques & des terres imprégnées de sels, de soufre &c., elles s'en chargeront d'autant plus qu'elles sont dans un état plus propre à les laver & à les dissoudre.

Telle est mon opinion sur ce sujet, je l'ai puisé dans l'examen attentif que j'ai fait de plusieurs montagnes, d'où partent des eaux chaudes, particuliérement de celles d'*Embs* & de *Bertlich* ; j'y ai remarqué une grande quantité de pierres calcinées qui ne permettent pas de douter qu'elles n'aient été & ne ſoient encore dans un état de combuſtion. Ces pierres calcinées forment elles-mêmes des montagnes entieres, & on en trouve juſques ſur la ſurface de la terre dans tous les environs. Or, il me ſemble qu'il eſt d'après cela permis d'avancer que cet incendie eſt le réchaud naturel qui chauffe les eaux thermales de ces deux endroits.

Chacun au reſte pourra admettre celui de ces ſiſtêmes qui lui paroîtra le plus vraiſemblable.

Mais après avoir arrangé la théorie & la poſſibilité des eaux chaudes & minérales, comment arrangerons-nous celles de leur durée conſtante, inépuiſable. & de leurs propriétés invariables, inaltérables, &c. Suppoſerons-nous des réſervoirs immenſes d'eau au ſein de la terre, qui ſeroient chauffés par le ſeul effet de la chaleur centrale, & dont les vapeurs toujours chargées des mêmes principes s'échapperoient aussi en égale quantité.

Bornons-nous à de simples conjectures ; l'œil de l'homme est fait pour voir les merveilles de la nature, son esprit pour les admirer ; mais son intelligence est trop bornée pour les comprendre. *O altitudo !*

CHAPITRE III.

*Des substances minérales qui caractérisent les eaux & les bains d'*EMBS.

L'eau est un corps fluide dont la substance propre ne peut être décomposée, mais qu'on peut diviser à l'infini ; ses particules étant d'une souplesse extrême se laissent très-aisément pénétrer par tous les sels & les corps étrangers qui la touchent, d'après ce principe on pourroit assurer, 1°. qu'il n'existe pas d'eau parfaitement pure, simple, douce, dans la nature, même celle de pluie, puisque cette dernière peut dans l'atmoſphere ſe charger d'une infinité de parties hétérogenes.

2°. Que l'eau, par ſa propriété de ſe diviſer à l'infini, peut non ſeulement en ſon état naturel pénétrer dans les parties les plus déliées du corps humain, mais encore y introduire avec elles les parties ſalines ou minérales dont elle eſt imprégnée, lorſqu'elles ſont fines & ſubtiles.

Du plus ou moins de ces particules étrangeres mêlées à la ſubſtance de l'eau, de leur eſpece & de leur fineſſe, dépendent ſa peſanteur, ſa qualité, ſa ſaveur, ſes effets.

Il ſuffit de conſidérer la chaîne de montagnes qui environne *Embs*, pour ſavoir dejà de quelle nature ſera le minéral dont ſes eaux doivent participer.

Ariſtote & Pline ont dit : --- *Talis eſt aqua, qualis natura terræ per quam fluit.*

Or ces montagnes abondent en mines de fer, & on y trouve preſque partout du vitriol de mars blanc ou vert ; à la vérité il eſt en petite quantité dans chaque place où il s'en trouve.

Rappellons-nous d'abord quelles expériences ont été faites ſur les eaux d'*Embs* ; puis nous en verrons les réſultats.

Ces expériences ont été répétées ſur les différentes ſources & bains ; mais comme on a reconnu que les unes & les autres étoient abſolument d'une même nature, & qu'elles ne varioient que dans le plus ou le moins de réſidu, je me bornerai à rapporter en détail l'analyſe qui a été faite par le docteur *Cartheuſer*, de la ſource appellée Kränchen (robinet), & à faire enſuite connoitre les nuances des autres par la table générale du docteur *Bruckman*, dont les réſultats ſont aſſez d'accord avec ceux de ſon collegue.

1°. Ayant verſé quelques gouttes d'eſprit vitriol ſur cette eau, elle eſt entrée en fermentation, & il s'en eſt élevé des vapeurs en forme de petites véſicules perlées.

2°. Cette eau mêlée avec du ſirop violat a pris une couleur verte ; premiere preuve de la préſence du ſel alkali.

3°. Quelques gouttes d'*oleum tartari per deliquium*, l'ont d'abord laiſſée aſſez claire; mais après quelques inſtans, il s'y eſt formé des nuages blancs qui ſe ſont enſuite diſſipés en précipitant un peu de terre blanche au fond du vaſe; preuve qu'elle contient des eſprits acides & des principes fixes.

4°. La teinture de tourneſol a fait prendre à cette eau une couleur de pourpre; autre preuve d'acide.

5°. Elle eſt devenue laiteuſe par l'effet d'une ſolution d'alun qu'on y a verſé, & il s'en eſt précipité une terre blanche alunée; même preuve que ci-deſſus.

6°. Elle eſt devenue également laiteuſe & a précipité une poudre peſante par l'effet d'une diſſolution de ſucre de Saturne; même preuve que ci-deſſus.

7°. Une diſſolution d'argent faite par l'eau forte verſée ſur cette eau en précipitera une poudre blanche en forme de flocons, qui peu de tems après prendra une couleur bleue; même preuve que ci-deſſus, en obſervant que cela peut indiquer auſſi un peu d'acide du ſel marin.

8°. Une diſſolution de vif-argent par

l'eau forte la rend trouble & il s'en précipite une poudre jaunâtre ; preuve d'acide sulphureux ou vitriolique.

9°. Du sel ammoniac mêlé à cette eau, & bien remué dans un bocal couvert, lui a fait bientôt rendre des vapeurs qui avoient une odeur d'urine assez distincte.

10°. La noix de galle lui a fait prendre une couleur jaune, rembrunie, mais quoique ce mélange soit resté pendant plusieurs heures, il n'est devenu ni noir, ni rouge ; preuve que les particules ferrugineuses n'y sont pas trop abondantes.

11°. Du bleu de prusse dissous par de la potasse a rendu l'eau d'*Embs* trouble & jaune, & il s'en est précipité une poudre jaune.

12°. De la cochenille en poudre lui a donné une couleur violette, & la poudre s'est noircie peu à peu ; preuve du sel alkalin.

13°. Les eaux d'*Embs* sans aucun mélange conservent très-longtems leur qualité & leur limpidité pourvu qu'elles ſoient bien bouchées & tenuès dans un lieu frais.

14°. Dès que l'on débouche une cruche de cette eau, il s'en exhale une quantité de vapeurs ſous la forme de petites bulles remplies d'air ; preuve de la préſence de l'air fixe.

15°. Toutes les eaux d'*Embs* ont une ſaveur alkaline, douce, approchant de celle d'une leſſive peu ſalée, qui n'eſt pas déſagréable au goût, ſurtout celle de *Krænchen* qui, étant refroidie, ſert à la boiſſon ordinaire des habitans.

16°. Eventée ou dans une cruche à demi-pleine, elle perd toute ſa vertu ; autre preuve qu'elle contient beaucoup d'air fixe.

17°. Les perſonnes qui en boivent pour la premiere fois, éprouvent des étourdiſſemens comme s'ils étoient ivres ; même preuve que ci-deſſus.

18°. Il y a un ſel volatil très-ſubtil qui abonde dans les environs des ſources ſous la forme d'un duvet, il s'attache aux murs, aux rochers. Par l'effet du feu il ſe convertit en alkali fixe, & ſe

laiſſe

laiſſe aiſément diſſoudre par l'eau chaude, qui prend alors la ſaveur d'un acide ſulphureux.

Pour mieux connoitre les particules fixes ſalines ou terreuſes contenues dans cette eau & en apprécier les rapports, on a mis 2 livres ou 32 onces d'eau de *Krænchen* dans un matras au bain de ſable ſur un ſeu doux; on l'a laiſſé chauffer juſqu'à évaporation entiere, le réſidu fut un ſel terreux, blanchâtre, qui peſa 2 ſcrupules 12 grains (*b*). On jetta ſur ce réſidu de l'eau fraiche pour en diſſoudre la partie ſaline, on filtra enſuite, & les parties terreuſes demeurerent attachées au filtre, on les fit ſecher & elles ne peſerent plus que 2 grains. On les mit enſuite en fermentation par de l'eſprit de vitriol, ils furent abſolument décompoſés, & il s'en précipita une terre blanchâtre, que l'examen a fait reconnoitre calcaire.

(*b*) Les réſultats du docteur *Bruckman* ſont un peu différens, ainſi qu'on peut le voir par la table d'analyſe qui ſera rapportée ci-joint, en obſervant qu'ils ont opéré ſur deux proportions différentes.

A l'égard de la partie ſaline qui avoit paſſé par le filtre, on la fit aiſément évapòrer juſqu'à ce qu'il ſe formât une pellicule à ſa ſuperficie ; alors on l'ôta du feu & on la laiſſa repoſer en un lieu frais ; il en réſulta un ſel qui n'eſt ni en cryſtaux réguliers, ni ſous la forme de ſel neutre ; il a une ſaveur lexivielle qui reſſemble à celle des ſubſtances alkalines.

Ce ſel eſt entré en effervefcence par l'acide nitreux & en a été enſuite parfaitement diſſous. Après cette ſaturation on a laiſſé le mélange ſur un feu doux pour en faire évaporer les parties huileuſes les plus groſſieres, puis on l'a laiſſé repoſer dans un lieu frais & on a obtenu un ſel neutre en petits criſtaux cubiques qui s'enflammerent aiſément ſur le charbon rouge.

On a reconnu que ce dernier ſel n'étoit autre choſe que du nitre cubique.

Les mêmes expériences, je l'ai déjà dit, ont été faites non ſeulement ſur toutes les fontaines, mais encore ſur les bains tant de l'hôtel de Darmſtadt que de celui de Naſſau, & elles n'ont point éprouvé de résultats essentiellement différens (*c*); excepté : 1°. dans les bains dont l'eau au lieu de se teindre en violet par l'effet de la poudre de cochenille, s'est teinte en un beau cramoisi pourpre, comme on pourroit l'obtenir avec de l'eau douce simple.

2°. Par l'évaporation, l'eau du numéro 1 des bains du prince & du numéro des bains neufs, n'ont produit chacun que 2 scrupules d'un sédiment de sel terreux blanchâtre, tandis que les autres l'ont porté à 2 scrupules 12 grains comme la source de *Krænchen.*

3°. Le résidu terreux du bain des enfans qui est le numéro 4 des vieux bains, a été de 5 grains.

Celui du numéro 1 des bains du Prince, 2 grains; celui du numéro 3 des bains neufs, 3 grains. Du reste toutes ces eaux sont de la même nature & participent des mêmes substances, &

(*c*) Le docteur *Bruckman* prétend que dans les sources à boire il y a bien plus d'esprit volatil que dans les bains, & que l'alkali de ces derniers est bien plus grossier & perd moins par l'évaporation.

leur derniere décompoſition donne conſtamment un ſel alkali fixe qui eſt le préférable de tous.

Il réſulte de toutes ces expériences que la ſubſtance qui domine dans les eaux d'Embs eſt un ſel alkali fixe, auquel ſe joint une très petite portion de terre calcaire & bien peu d'acide volatil uni à de l'air fixe, qui eſt bien plus ſenſible dans les fontaines à boire que dans les bains; mais il reſte à ſavoir ſi cet acide eſt vitriolique ou ſulphureux; c'eſt ſur quoi il ne m'a pas paru que mes deux guides fuſſent d'accord. Il eſt vrai que bien des circonſtances autoriſent à chercher dans les eaux d'Embs des particules vitrioliques, qui ſembleroient même devoir y jouer un principal rôle, mais elles ont échappé juſqu'à préſent aux yeux des obſervateurs, & M. Bruckman convient qu'il eſt poſſible que, s'il n'en exiſte pas, du moins d'apparent, ce ſont les parties ſalines prédominantes qui l'abſorbent.

Pour ce qui eſt de l'alun & du ſoufre, il n'en admet abſolument pas, quoique quelques auteurs ayent avancé qu'elles en contenoient, & qu'il ſemble qu'on ne puiſſe le méconnoitre aux effets de l'eau du Keſſel.

Les bains d'Aix-la Chapelle, dit il, ſont les ſeuls qui contiennent du ſoufre, & c'eſt en ſi grande quantité que tous les deux ans on en ramaſſe pluſieurs centaines de livres en fines fleurs attachées à la pierre qui ferme la voûte du réſervoir. S'il s'en trouvoit, ajoute-t-il, dans quelqu'une des fontaines d'Embs, ce ſeroit en ſi petite quantité qu'il ſeroit à peine poſſible de l'y trouver autrement que par l'analyſe.

La plupart des bains d'Embs, s'ils ont repoſé quelques temps, forment ſur leur ſurface une peau graſſe, jaunâtre ou de diverſes couleurs, comme ſi quelqu'un s'y ſeroit déjà baigné, mais c'eſt préciſément la preuve du contraire, & bien des perſonnes s'y trompent : cette peau graſſe dans les bains neufs & la fontaine du *Keſſel*, (baſſin) à la cour de Darmſtadt & la *Mittel - Brunnen* (fontaine du milieu) à la cour de Naſſau, eſt très fine & très délicate, & indique

que ces eaux graffes font préférables à d'autres où l'on pourroit fentir le fable entre fes doigts.

Cette peau graffe eft communément produite par l'acide inflammable ou le phlogiftique qui s'échappe des fubftances ferrugineufes & furnage fur l'eau, lorfqu'après une diffolution tranquille leurs parties pefantes ont pu fe précipiter.

Les bains & les fources d'Embs, difent les auteurs ci-devant cités, contiennent auffi une notable quantité d'éther volatil qu'on retrouve dans tous les environs lorfqu'on y veut creufer un trou ; la terre y eft pénétrée de vapeurs fi chaudes que la neige fond toujours fur ces environs à mefure qu'elle y tombe, & qu'il n'y a pas dans tout le bourg une cave tant foit peu fraiche.

On trouve jufqu'au delà de la riviere des cavités ou crevaffes que les habitans appellent les trous foufrés, où tout ce qui tomberoit ayant vie feroit fuffoqué, ou du moins attaqué de fortes convulfions ; mais dans ce cas l'ufage de l'eau froide auquel on a auffitôt recours, eft un remede sûr qui ne laisse aucune trace de l'accident.

Un flambeau allumé s'y éteint aussitôt. Un fusil n'y peut pas faire feu à moins qu'on n'en tourne la batterie du côté du grand air.

Les vapeurs de ces trous tuent par la suffocation, ou produisent des assoupissemens apoplectiques.

On a remarqué dans la cervelle & dans les poumons des animaux qui ont péri par cet effet, un sang couleur de plomb qui s'y étoit ramassé.

Ces auteurs finissent par comparer ces vapeurs à celles qui s'échappent du rocher près de la fontaine de Pyrmont, ou à la grotte du chien près de Naples, & ils ont raison ; mais les progrès que la physique a faits de nos jours nous ont appris que ces vapeurs ne sont ni arsenicales ni empoisonnées &c, c'est tout simplement du gaz ou de l'air fixe, sur lequel l'air atmosphérique n'a aucune action & perd tout son ressort ; ces trous ne peuvent être mieux comparés qu'à la machine pneumatique pour expliquer comment les hommes & les animaux y périssent.

Et si j'ose avancer mon opinion sur cet éther ou l'esprit volatil qui enveloppe toutes les sources d'Embs, & qui procede des minéraux de fer & des substances nitreuses ou vitrioliques qui le font entrer en effervescence & en dissolution, je conviendrai qu'il joue un grand rôle dans la composition des eaux d'Embs, que c'est lui qui, cherchant à s'évaporer, se manifeste en bulles d'airs perlées au moment où l'on débouche une cruche ; que c'est lui seul qui cause ces étourdissemens convulsifs à ceux qui boivent des eaux pour la premiere fois ; que c'est par son absence dans les cruches à demi-pleines ou mal bouchées que les eaux d'Embs perdent leur vertu, mais en même tems je soutiendrai que cet esprit volatil, cette prétendue substance éthérée & subtile que les anciens ont reconnue, & à laquelle ils attribuent la partie la plus efficace de ces eaux, n'est autre chose que ce même gaz élastique & inflammable dont les effets surprenans ont seulement été étudiés & connus depuis peu.

Je termine ce chapitre, déjà trop long, en faiſant des vœux pour que les dernieres découvertes en phyſique puiſſent exciter à faire de nouvelles expériences ſur les eaux d'Embs; & que celle de l'eau froide appliquée avec ſuccès contre les convulſions ou ſuffocations occaſionnées par les vapeurs des crevaſſes ci-deſſus mentionnées, ſerve à éclairer le public ſur le remede qui convient le mieux à toutes les perſonnes aſphixiées par les vapeurs méphitiques. &c. &c.

CHAPITRE IV.

Des différentes ſources & bains d'EMBS, de leurs degrés de chaleur, de force & de peſanteur, de leur uſage, &c.

Quoiqu'il ſe trouve à *Embs* d'autres ſources chaudes que celles qui y ont été recueillies dans les deux hôtels, & même qu'on en remarque juſques dans la riviere de Lahn où leur chaleur eſt encore aſſez ſenſible, les médecins ont reconnu que celles des deux hôtels méritoient la préférence à tous égards; & ce n'eſt que ſur celles-ci que portent nos obſervations, en en exceptant le bain des chevaux dont nous dirons en paſſant que l'on peut tirer auſſi de très bons effets; il eſt ſitué à l'entrée de la riviere vis à vis de l'hôtel de Darmſtadt, mais du côté oppoſé; & dans ce ſiecle un comte de la *Lippe - Buckeburg* y a envoyé plusieurs centaines de chevaux pour en profiter. Mais s'il fait infiniment de bien aux jambes des chevaux, il peut nuire à leurs pieds dont il ramollit trop la corne & la ſole; c'eſt pourquoi il faut prévenir cet inconvénient par un onguent qui les rendurciſſe.

Il y a à l'hôtel de Darmſtadt trois fontaines d'eau à boire.

La premiere ſurnommée *Krænchen*, (robinet) ſourd immédiatement du rocher; ſes proportions minérales ſont à la table des rapports; mais le ſel alkali qui en réſulte eſt plus fin, plus ſubtil & plus lexiviel. Le célebre Burgraff dit que dans ſes expériences ſur 100 onces de la même eau, il en a obtenu 113 grains.

Elle a la propriété de diſſoudre & d'évacuer les humeurs viſqueuſes, & de calmer celles qui ſeroient aigres & mordicantes. Ses particules volatiles & élaſtiques lui permettent de s'étendre à l'infini, de pénétrer dans les fibres les plus déliées & d'augmenter par là la circulation du fluide nerveux & celle du ſang.

La ſeconde eſt le *Keſſel*, qui eſt ſituée tout à côté de l'autre. S'il entre quelque peu de ſoufre dans aucune des ſources d'*Embs*, c'eſt celle-là qui le contient; elle eſt un peu plus douce que la précédente & convient mieux aux maladies de poitrine, & dans tous les cas où il s'agit de rétablir la tranſpiration, de précipiter par les urines &c., de calmer les fibres agacées par la fievre &c.

La troiſieme eſt la *Wappen-Brunnen*. Différente des deux autres dans ſes proportions minérales, elle l'eſt auſſi par ſa ſaveur qui eſt un peu plus acre & plus amere. On a reconnu qu'elle avoit des propriétés particulieres pour les maladies des yeux.

Cette ſource tient le milieu dans les degrés de chaleur des deux autres.

L'hôtel de Naſſau a également des fontaines à boire. Elles conſiſtent en cinq ſources différentes qui ont auſſi leurs propriétés en raiſon de leurs degrés de chaleur & du plus ou moins de parties minérales qu'elles contiennent, ſavoir :

1° La *Cur-Brunnen* [fontaine de régime ou de guériſon], ou *Mittel-Brunnen* [fontaine du milieu]; ſon eau étant reposée on voit nager à ſa ſurface une fine peau graiſſeuſe.

2°. La *Spühl-Brunnen* [fontaine à rincer les verres]; elle ne ſert gueres qu'à cet uſage.

3°. La *Marien-Brunnen* [fontaine de Marie.]

4°. La *Sprung-Brunnen* [fontaine jailliſſante.]

5°. *Willhelm Brunnen* ou *Kalte-Krænchen* [le robinet froid.]

Ces cinq fontaines different non ſeulement dans leurs degrés, comme on peut le voir au tableau, mais encore dans leur ſaveur.

Pour ceux qui veulent boire chaud, la premiere eſt la plus agréable, la ſeconde approche de ſa ſaveur.

La troiſieme reſſemble abſolument à la *Wappen-Brunnen* de l'hôtel de Darmſtadt.

La quatrieme eſt plus fraiche que les précédentes, & la cinquieme qui eſt ſéparée des autres eſt la plus froide & la plus piquante.

A l'égard des bains, ils ſont multipliés dans l'un & l'autre hôtel autant que les beſoins ou la commodité pourroient l'exiger; & comme le même bain s'y ſubdiviſe quelquefois en quatre ou ſix diſtributions particulieres, on n'a analiſé que ceux de chacune dont le dégré & la propriété ſont différens.

On trouve dans l'hôtel de Darmſtadt quatre diviſions principales de bains, ſavoir.

1°. Les bains de Prince.

2°. Les vieux bains qui ſont en général les plus chauds.

3°. Les bains neufs, qui ſont tempérés.

4o. Les bains du Landgraff qui n'ont point de dégré propre, puisqu'ils peuvent être composés de deux eaux différentes, l'une chaude & l'autre tiede, que l'on tempere à volonté l'une par l'autre. Dans les vieux bains il y en a un qui est surtout fort en vogue & que l'on appelle *Bubenquellen.* [Source des enfans.)

C'est la plus chaude de l'hôtel de Darmstadt ; ce bain est suivi par les femmes qui desirent de devenir meres, & ce moyen leur réussit souvent, c'est à dire autant de fois que l'obstacle ne provient que d'un excès de foiblesse, de trop d'embonpoint, ou d'obstruction dans la matrice &c. Les bains de l'hôtel de Nassau consistent aussi en plusieurs divisions & subdivisions dont la principale est la *Rondelle*, située dans un bâtiment circulaire qui est au devant de l'hôtel.

Les Bains dans l'un & l'autre établissement peuvent recevoir 3 pieds d'eau & ont une soupape pour en laisser évaporer l'excédent.

La plupart des bains, à l'hôtel de

Darmſtadt ſurtout, reçoivent leurs eaux par des ſources qui ſuintent à travers les pierres de taille dont ils ſont pavés.

Dans l'un & l'autre hôtel, il y a des bains pratiqués dans les appartemens mêmes pour les perſonnes qui en voudroient profiter ; l'eau y parvient par l'effet d'une pompe.

L'un & l'autre ont auſſi pluſieurs bains arrangés pour la douche, ou pour la vapeur.

Enfin il y a un bain pour les pauvres au dehors de ces deux établiſſemens, mais qui leur appartient en commun. Il eſt formé par 2 ſources principales qu'on peut mettre au nombre des meilleures d'*Embs*, & ce ſecours gratuit eſt accompagné pour les pauvres des aumônes dont il ſe fait toutes les ſemaines une collecte en leur faveur, & des charités particulieres des Princes de Darmſtadt.

Les ſources & bains contiennent, comme nous l'avons dit, une notable quantité de ſubſtance éthérée volatile que nous ne citerons plus dorenavant que ſous le nom de *Gaz*; il eſt pourtant à préſumer qu'il s'en diſſipe beaucoup ſoit par l'effet de la chaleur, ſoit dans l'intervale de la ſource au robinet; & c'eſt en quoi peut-être ces eaux ſont d'autant plus ſalubres & plus généralement convenables à un très grand nombre de maladies & d'infirmités, car ſi elles conſervoient toutes leurs parties primitives, ſpiritueuſes & inflammables, elles ſeroient probablement moins bienfaiſantes pour le corps humain. Mais heureuſement il a plû au maitre de la nature de les tempérer de façon qu'elles ne pourroient être plus ſalubres, & que toute la ſcience de l'homme ne parviendra jamais à compoſer un bain artificiel dont les effets puiſſent égaler ceux que les eaux d'*Embs* produiſent conſtamment depuis vingt ſiecles.

Le docteur Bruckman a fait les expériences les plus exactes pour connoître non ſeulement la nature des ſubstances contenues dans ces eaux, mais encore leur peſanteur & leur dégré de chaleur.

Il remarque que plus l'eau est chaude, c'est à dire que plutôt elle est pesée au sortir de la source, moins elle est pesante, car le repos de quelques minutes suffit pour y faire remarquer des différences sensibles sur 24 onces d'eau seulement. Il s'est servi d'un pese-liqueur fait sur les principes du célebre Homberg.

Il a trouvé que les eaux du *Kessel* étoient les plus légeres à boire.

La différence des trois sources à boire dans la cour de Darmstadt, comparées par les expériences faites sur deux livres médicinales d'eau, comporte 15 à 16 grains en pesanteur.

Celle des bains dans le même hôtel est de 20 & quelques grains.

Les vieux bains y sont les plus pesans.

La *Sprungbrunnen* (fontaine jaillissante) est la plus légere à la cour de Nassau; la différence des 5 fontaines à boire en cet hôtel comporte 15 dégrés, & celle de ses bains va jusqu'à 26.

Ceux qui sont derriere sur la cour, ont les eaux les plus pesantes : c'est de ces divers dégrés de pesanteur que l'on obtient plus ou moins de résidu par l'évaporation.

Et comme le docteur Bruckman a pris la peine de former un tableau très intelligent du résultat de ses expériences tant sur la nature des substances contenues dans les eaux minérales d'Embs que sur leurs divers dégrés de chaleur, nous l'avons joint ici, croyant qu'il sera plus commode & plus agréable au lecteur de trouver réunis sous un même coup d'œil tous ces divers rapports, que de les chercher l'un après l'autre dans un détail qui entraineroit de fastidieuses répétitions.

Il y avoit autrefois à Embs devant l'hôtel de Nassau un vieille tour au fond de laquelle se reunissoient 3 ou 4 sources dans un trou qui servoit de bain commun. Cette tour a été abatue, & réédifiée de façon qu'elle forme aujourd'hui 6 bains infiniment commodes & au-dessus d'eux une plateforme très agréable qui eſt de plein pied avec la ſalle à manger. On nomme cela la *Rondelle*, & les bains y ſont ſuivant le thermometre de *Reaumur* depuis 30 dégrés juſqu'à 53, ce qui rend leurs eaux de 4 dégrés ſeulement moins chaudes que la ſource de *Borcet* près d'Aix-la-Chapelle, qui eſt la plus chaude de toutes les eaux thermales connues.

Quoiqu'il s'en manque encore de 28 dégrés, que cette derniere égale en chaleur l'eau que le feu fait bouillir (85 dégrés) néanmoins elle eſt aſſez chaude pour cuire des œufs, détacher les plumes d'une volaille. &c. &c. Et voilà en quoi conſiſte la ſupériorité des bains d'Embs, c'eſt que l'on peut de ce dernier dégré de chaleur redeſcendre à ſon choix juſqu'au 26 & même juſqu'à l'eau froide ſi l'on veut uſer des bains neufs à robinet.

Un avantage encore qu'on ne peut pas aſſez apprécier, c'eſt que la plupart des bains d'Embs ſont ſur leurs ſources mêmes, & que les eaux n'y peuvent par conſéquent rien perdre de leur efficacité, tandis que dans beaucoup d'autres endroits elles n'arrivent dans les bains qu'après avoir séjourné dans des réservoirs & parcouru un plus ou moins long espace de tuyaux.

Indépendamment des bains ordinaires, il y en a, comme nous l'avons déjà dit, de vapeurs & encore un grand nombre dans lesquels on peut recevoir la douche qui le plus souvent en détermine le succès.

Ses effets résultent des oscillations excitées sur les fibres sensibles par le mouvement & l'impulsion des parties aqueuses & des principes qu'elles contiennent. C'est ce qui rend la douche supérieure aux bains ordinaires pour la résolution & le dégagement d'humeurs épaissies, réputées froides, des parties d'une certaine profondeur, sur lesquelles la force percussive de l'eau opere un effet qui agite, divise & atténue les matieres hétérogenes venteuses, acres & nuisibles, en même tems qu'abreuvées par les humeurs qui se portent plus abondamment vers ces parties & par les particules aqueuſes qui y pénétrent, elles rentrent dans la maſſe du ſang & en ſont enſuite repouſſées au dehors par l'opération même, & par la tranſpiration qui doit s'enſuivre.

A l'égard des bains de vapeurs ils ont ſur ceux d'immerſion, l'avantage d'être plus pénétrans, plus chauds, d'opérer plus d'effets ſur les fibres ſenſibles, & ſurtout de les relâcher puiſſamment, & par là d'ouvrir encore mieux les pores & de préparer une tranſpiration abondante qui convient ſurtout aux maladies de la peau ou autres dont le ſiege eſt peu profond, dans quelques ſuppreſſions, ou dans quelques reſtes virulens, à certaines périodes de quelques eſpeces de rhumatiſmes, dans l'immobilité, la roideur des articulations, contre les tumeurs, les ankiloſes &c.

Au reſte l'uſage de toutes les eſpeces de bains convient parfaitement & pour l'ordinaire conjointement avec les eaux thermales en boiſſon &c.

CHAPITRE V.

Des propriétés des eaux d'EMBS & des maladies ou infirmités pour lesquelles on peut particulierement espérer du soulagement de leur usage, soit en boisson soit en bains.

Nous avons déjà dit que les parties substantielles des eaux d'*Embs*, comme eaux minérales, sont un sel alkali dominant du gaz & une base de terre calcaire mêlée de particules de fer qui sont unies à un acide vitriolique ou même légérement sulphureux dans quelques-unes de ces sources.

Il résulte de là qu'elles ont un rapport marqué avec les eaux de Spa, & avec la plupart de celles des bains connus, sans en excepter même ceux d'Aix-la-Chapelle, où le soufre dominant en très grande quantité n'est peut-être pas la partie la plus efficiente.

Ainsi à partir de la célébrité de ces

grands bains & des cures innombrables qu'ils ont opérées, on peut assurer qu'il n'est presque point de maladies ou d'infirmités pour lesquelles on ne puisse trouver du soulagement à *Embs*.

Ces eaux agissant d'abord comme eaux thermales pourroient déjà occasioner les meilleurs effets par leur pression, leur impulsion, leur pénétration, & par leur chaleur qui seule les rend émollientes, relâchantes, diurétiques, dissolvantes &c. Ainsi elles sont utiles dans tous les cas où il y a roideur ou secheresse de fibres, ou épaississement d'humeurs dans les parties soumises à leur action; mais ensuite si l'on y ajoute ce que peuvent leurs principes minéraux, que n'aura-t-on pas lieu d'attendre de ce sel alkali, qui combiné avec un acide & mis en action par l'air fixe qui est l'aiguillon des autres principes, les rend douces & pénétrantes, laxatives, résolutives, desobstruantes au besoin, tandis que les particules martiales les rendent fortifiantes, échauffantes, toniques, parconséquent susceptibles d'être employées avec ſuccès dans les cas de relâchement, de foibleſſe, d'inertie des fibres ou des inteſtins ; d'inſenſibilité, de langueur, d'épuiſement, de ralentiſſement, d'épaiſſiſſement des humeurs, d'obſtruction du foye ou d'autres viſceres.

Mais, dira-t-on, voilà des effets contraires ; oui en apparence, mais jamais en effet ; car l'expérience a fait voir que ces eaux operent preſque toujours en raiſon des diſpoſitions du ſujet & que la partie peccante en ſaiſit les propriétés qui peuvent agir efficacement ſur elle, tandis que pour les autres, elles deviennent ſuperflues, & demeurent comme ſuſpendues & dans l'inaction.

De là il réſulte que les humeurs ſtagnantes, & toutes les maladies de nerfs ou celles qui proviennent d'une tranſpiration arrêtée ou d'une circulation trop lente ou d'engorgemens dans quelques parties des fluides que ce ſoit, ne peuvent trouver de remede plus efficace que dans les eaux d'*Embs*, puiſqu'elles ont à un dégré éminent la propriété d'atténuer, diviſer, adoucir & évacuer

évacuer toutes les humeurs âcres & mordicantes, auxquelles on peut attribuer la majeure partie des maladies & infirmités.

Nous allons citer avec plus de détail les maux qui en proviennent. Tels sont :

1°. Toutes les maladies de la peau ou celles qui proviennent de l'acreté ou de l'inflammation du sang, ou d'une transpiration arrêtée telles que la galle, les démangeaisons, boutons, éréfipele, scorbut &c.

2°. Toutes les maladies de poitrine, comme toux opiniâtre, inflammation, asthme, haleine courte, crachement de sang.

3°. Les excès d'embonpoint, surabondance de sang, attaques ou craintes d'attaque de paralysie, apoplexie &c.

4°. Maux de tête, tintemens d'oreille, foiblesse de vue, de mémoire &c.

5°. Pâles couleurs, jaunisse, suppression des regles chez les femmes & du flux hémorroïdal chez les hommes, effets de la frayeur, de la surprise &c.

6°. Maux d'estomac, perte d'appétit,

digestion trop difficile, aigreurs, nausées, vomissemens, hoquet, coliques &c.

7°. La mélancolie, l'hypocondrie, & toutes les maladies lentes & opiniâtres qui ont leur siege dans l'estomac, le foye, la rate, le mesentere.

8°. Les restes de maladies vénérienes. Les eaux & les bains dissipent insensiblement par les selles, les urines & les sueurs, ces incommodités qu'il seroit dangereux de faire passer par d'autres moyens qui les repercuteroient dans le sang. Aussi les guérisons obtenues en ce genre n'ont-elles pas peu contribué à la célébrité dont jouissent ces eaux.

9°. La pierre, la gravelle, les rétentions d'urine. C'est surtout en guérissant ces accidens ou en les prévenant, que les eaux d'*Embs* ont d'autant mieux fait connoitre leurs vertus pour diviser les amas d'humeurs glaireuses & les entraîner insensiblement hors du corps.

10°. La goutte, la sciatique, les rhumatismes, les douleurs d'articulation, toutes les maladies de nerfs, les crampes, les vapeurs, les spasmes, les palpitations de cœur extraordinaires, convulsions, contractions de membre. Le nombre des guérisons opérées à *Embs* en ce genre, est prodigieux.

11°. La foiblesse ou relâchement particulier de quelques parties du corps, comme chute de la matrice, de l'anus, & autres accidens qui en dépendent, comme la stérilité, les suites d'une fausse couche ou d'une couche trop laborieuse.

12°. Enfin les coups, contusions, meurtrissures, chutes, plaies d'armes à feu, luxations, dislocation, douleur, roideur des membres &c. Il n'y a point de remede plus efficace pour ces maux que les eaux d'*Embs*.

CHAPITRE VI.

Des sources & des bains d'EMBS qui conviennent le mieux à chacune des maladies & infirmités qu'on a citées dans le chapitre précédent.

Quoique la plupart des personnes qui se proposent de faire usage des eaux d'*Embs*, femblent attacher peu d'attention à en faire un choix relatif à l'efpece de leurs incommodités, il n'en eft pas moins vrai que l'obfervation a fait connoitre qu'il y avoit une différence effentielle d'effets à attendre de la propriété de chaque fource ou de chaque bain en raifon des divers dégrés de chaleur & de modifications de leurs principes. Et pour que chacun puiffe connoitre quelle eft la fontaine à boire ou le bain qui convient le mieux au motif qui l'amene à *Embs*, on a cru devoir donner ici les confeils fuivans fondés fur une longue fuite d'expériences & d'obfervations.

1°. Toutes les maladies énoncées au chapitre précédent dans les § 1, 2, 3, 4, 5, 6, 7, 8, 9, 10, trouveront à l'hôtel de Darmftadt un fecours bien efficace dans les eaux du *Krænchen* ou du *keffel*, & dans l'hôtel de Naffau dans la premiere & la quatrieme fources, en en buvant les eaux pures ou coupées avec le lait de chevre ou d'aneffe, felon la nature des maladies, les difpofitions de l'eftomac & l'avis des médecins.

A l'égard des bains il faut feulement choifir le dégré de chaleur le plus convenable au tempérament du malade, en obfervant que plus on voudra procurer d'effets fenfibles dans les fituations ci-deffus décrites & plus il faudra fouvent exciter la nature, mais par des moyens doux qui l'aident fans la forcer. *Medicus debet effe naturæ minifter, fed non magifter.*

Les maladies indiquées dans le § 11, trouveront leur foulagement dans les eaux du *Keffel*, de *Wappen-Brunnen*, & les bains du *Prince* à l'hôtel de Darmftadt, & dans les trois premieres fources & les bains tempérés de l'hôtel de Naffau.

Pour celles indiquées fous le § 1, il faut ufer de l'eau du *Krænchen* ou du *Keffel* & des *vieux bains* à l'hôtel de Darmftadt & des trois premieres fources, & des bains de *la Rondelle* à la cour de Naffau.

Celles indiquées fous le § 12, recevront furtout du foulagement par la douche.

D'ailleurs au milieu d'un fi grand nombre de fources & de bains entre lefquels on peut choifir, dans un endroit qui eſt une ſorte de pharmacie générale naturelle, le mieux eſt de s'en rapporter aux médecins du lieu qui, après avoir été informés des infirmités de ceux qui les conſultent, ne manqueront jamais de les bien diriger & de leur indiquer ce qu'il y a de plus convenable à leur ſituation.

Il nous reſte à dire ſur ce chapitre que l'on ne doit point ſe rebuter ſi les douleurs ſemblent augmenter dans les premiers jours où l'on fait uſage de ces eaux; c'eſt un très bon ſigne au contraire, & qui prouve qu'elles font de l'effet: auſſi bientôt après on éprouve un mieux être ſenſible.

CHAPITRE VII.

De la conduite & du régime que l'on doit tenir pour faire uſage des eaux d'EMBS.

On peut faire uſage de l'eau d'*Embs* de trois manieres différentes. 1°. La boire pure, 2°. coupée avec le lait, 3°.

même avec le vin, à table; ou ſans vin comme boiſſon journaliere & habituelle.

Dans le dernier cas, on peut la boire toute l'année ſans craindre qu'elle dérange la digeſtion. Au contraire elle eſt un préſervatif excellent & une boiſſon très ſaine dans toutes ſortes de fievres, en place de tiſannes, limonades & autres eaux acides. Elle n'eſt point déſagréable à boire, & elle déſaltere parfaitement; & comme elle eſt infiniment pénétrante & inciſive, & que ſa principale propriété eſt de donner une fluidité louable au ſang & aux humeurs, & de les débarraſſer des crudités qui pourroient les obſtruer ou les faire fermenter. On peut à juſte titre la regarder comme un antiputride & un antiſcorbutique des plus puiſſans. C'eſt la ſource du *Krænchen* qui fournit à cet uſage journalier, non ſeulement pour les buveurs étrangers & le Bourg d'*Embs*, mais encore pour tous ſes environs & pour les envois qu'on en fait au dehors.

Celui qui a intention de faire un ufage régulier & profitable des eaux d'Embs, doit d'abord mettre le médecin en état de connoitre la nature de fa maladie, la force ou les reffources de fon tempérament,& les effets qui doivent réfulter de fa maniere ordinaire de vivre, pour qu'il puiffe enfuite combiner quelle eau où quel bain, & quel régime lui conviennent le mieux.

Une faignée préparatoire eft quelquefois néceffaire, c'eft encore au médecin à en juger, car il eft des cas où elle feroit nuifible.

Mais il n'en eft prefque point où une purgation ne foit préalablement néceffaire avant de commencer l'ufage des eaux. Il faut bien nettoyer les premieres voies & déterger les humeurs fi l'on veut que les eaux ne trouvent point d'obftacle à s'introduire jufques dans les parties les plus déliées : mas il ne faut avoir recours qu'à des laxatifs doux tels que le fel qui provient des fontaines mêmes d'Embs, ou tout autre comme *polycrefte*, *faignette*, *epfom*, ou *sel d'Angleterre*, ou bien une infusion de *manne* acidulée par quelques gouttes de citron. Les personnes délicates qui auroient trop de répugnance à prendre du sel, doivent après l'avoir fait bien fondre en la transvasant plusieurs fois, boire une partie, puis un peu d'eau fraiche, & successivement recommencer jusqu'à la fin du gobelet; cette interruption par de l'eau fraiche, ne fera qu'augmenter l'effet du remede.

Ceux qui seroient d'un tempérament lourd & phlegmatique peuvent faire usage des pilules ordinaires à l'usage des baigneurs qui se trouvent aux pharmacies d'*Fmbs*, ou bien des pilules balsamiques de Hoffman.

On réitéreroit la purgation à la fin de la cure, & même pendant son cours si l'on s'appercevoit que les eaux ne fissent pas assez d'effet.

S'il y avoit constipation opiniâtre, ou qu'elle survienne par l'effet des eaux, comme cela peut arriver à quelques tempéramens, il faut avoir recours à une petite dose de tartre soluble ou à quelque autre laxatif doux dont on fera toujours usage dans le premier verre d'eau qu'on boira, jusqu'à ce que l'ordre des évacuations soit rétabli. Car elles jouent un rôle plus sérieux qu'on ne croit dans l'économie animale.

C'est une maxime générale qu'il faut avoir le ventre libre pendant l'usage des eaux. Elles-mêmes produisent ordinairement cet effet.

Les jours de purgation il faut s'abstenir du bain.

Le corps bien préparé comme on vient de le dire, on pourra commencer à boire les eaux le plus matin qu'il sera possible, en prenant l'exercice d'une promenade modérée. Les personnes ou valétudinaires, ou délicates & trop sensibles à l'impression de l'air frais du matin, peuvent cependant les boire dans leur lit. On boit par gobelets réguliers environ deux chopines le premier jour, & on augmente chaque jour de quelques verres jusqu'à la concurrence d'un pot ou d'un pot & demi. On se tient à cette quantité pendant huit ou dix jours, plus ou moins, suivant le bon effet qu'on en éprouve, & ensuite on commence à diminuer le nombre des verres dans la même proportion qu'on les avoit augmentés, afin que l'estomac trop dilaté par cette boisson se resserre petit à petit & reprenne ses forces & son ressort.

Toutefois il n'est pas besoin d'attendre la fin de la cure pour recourir aux stomachiques & aux fortifians, surtout quand on éprouve des gonflemens & des douleurs d'estomac ; des écorces d'orange & de citron confites, des noix ou du *calamus* confits, des tablettes stomachiques, des anis sucrés &c., ou même d'après l'avis du médecin, des gouttes stomachales & fortifiantes du *visceral-élixir*, un peu avant ou peu après le repas, sont très convenables dans ce cas là. Au surplus le thé, le caffé, ni le chocolat ne peuvent être nuisibles à la cure si on en fait un usage modéré.

Quoique la quantité d'eau à boire ci-dessus prescrite soit celle que la raison & l'observation ont démontrée la plus convenable, on a cependant vu des personnes qui ont osé boire jusqu'à quatre ou cinq pots du Krænchen & qui n'en ont point été incommodées.

Dans tous les cas il faudroit bien se garder d'en boire à contre-cœur, car alors ces eaux feroient plus de mal que de bien.

Les personnes du sexe qui auroient leurs mois pendant la cure, peuvent sans aucun risque continuer à boire, en retranchant quelques verres ces jours-là, à moins de coliques ou de spasmes extraordinaires.

Il est à observer que ceux qui voudroient boire ces eaux sans être sur les lieux, doivent en réchauffer chaque fois la cruche au bain marie, après en avoir un peu desserré le bouchon, jusqu'au dégré de chaleur qu'elle a naturellement, mais il faut reboucher la bouteille exactement chaque fois qu'on en a versé.

Les cas où il conviendroit mieux de la boire froide, sont rares.

Ceux qui ont besoin de la prendre coupée avec le lait doivent avoir encore plus d'attention à bien se purger préalablement, sans quoi le lait s'aigriroit ou se cailleroit dans leur eſtomac ; & pour plus de ſureté il eſt toujours à propos de commencer la cure avec l'eau ſeule , & de ne la couper de lait qu'après quelques jours.

Le lait d'aneſſe feroit le meilleur ; à ſon défaut on ſe ſert de lait de chevres.

La proportion du lait doit être déterminée par le médecin au quart, au tiers, ou à la moitié de la doſe, en ſe conformant d'ailleurs aux regles ci-deſſus. Il convient que le lait ſoit tiede.

A l'égard des bains, ceux qui ſe propoſent d'en prendre doivent obſerver ce qui ſuit :

1o. S'aſſurer par l'avis du médecin ſi on doit les prendre ; car il eſt quelques maladies & des circonſtances, où loin d'être profitables, ils feroient nuiſibles; à la vérité ces cas ſont rares, mais nous aimons mieux renvoyer au médecin pour en juger, que d'expoſer les malades à mal appliquer les exceptions que nous pourrions en détailler ici.

2o. Tous ceux qui ont des maladies de nerfs, des crampes, des ſpaſmes &c. ou qui ſont ſujets à éprouver des révolutions ſubites dans la circulation de leur ſang, ne doivent prendre que des bains de pieds pendant les premiers jours; enſuite le bain entier pendant un quart d'heure ſeulement, & le prolonger par dégrés juſqu'à une heure, & ne le prendre qu'une fois par jour le matin. C'eſt aſſez à *Embs* pour en retirer un plus grand effet que ſi on le prenoit deux fois ailleurs.

Les perſonnes d'un bon tempérament qui ne prendroient ces bains que pour quelques douleurs locales de membres, peuvent bien en faire uſage deux fois par jour, mais il faut que la ſeconde fois n'ait lieu qu'après que la digeſtion du dîner ſera bien faite.

3°. Le docteur Bruckman déſireroit qu'on ne prît le bain qu'à mi corps, & qu'on ait ſoin de ſe bien couvrir la tête & la poitrine. Cela eſt bon pour ceux dont les infirmités & les douleurs n'ont pas leur ſiege dans les épaules, les bras &c., car dans ce cas il faudra bien baigner la partie affectée; & nous aſſurons d'après l'expérience qu'on peut ſans inconvénient s'étendre dans l'eau juſqu'au menton, pourvu que la digeſtion ſoit bien faite ; plus le corps ſera couvert d'eau, & plus d'égalité il y aura dans la circulation.

4°. Après le bain du matin il faut ſe repoſer une heure ſur le lit & tâcher d'y éprouver une tranſpiration ſenſible ; le docteur, à la vérité, ne veut pas qu'on s'endorme en ce moment-là, & c'eſt dommage, car il ſemble que chacun en ſeroit volontiers tenté ; mais il permet de dormir dans tout autre temps de la journée, dût-ce être aux dépens du ſommeil de la nuit.

Après le repos du lit il faut ſe promener ou prendre quelque exercice qui faſſe commotion. Mais il faut ſe défier ou mieux encore s'abſtenir des promenades du ſoir qui expoſent au ſerein & à la fraicheur de la nuit, ſurtout dans un endroit comme *Embs* où il s'exhale de la riviere des vapeurs humides que les montagnes qui l'environnent concentrent dans la gorge où il eſt ſitué. Après le ſouper il ne faut donc plus penſer à ſe promener, à moins que ce ne ſoit dans une chambre ; il vaudroit mieux alors, dit le docteur, y fumer une pipe, & nous ajouterons, y jouer des jeux de commerce ou de ſociété, ou bien (faire la cour aux dames.) Si cela ne vous convient pas:

Cherchez alors quelqu'autre paſſetems,
Exercez-vous, ſoyez gais & contens:
C'eſt du docteur le familier adage,
Ou bien buvez; c'eſt un parti fort ſage.

5°. Si les eaux ſont ordonnées à une femme qui allaite un enfant, elle doit lui donner à teter avant de commencer à boire, & avant qu'elle entre au bain. Il eſt aſſez ordinaire que les femmes dans ce cas-là voyent reparoitre leurs regles tandis qu'elles ſuivent la cure.

6°. Quant au moment de prendre les bains, il n'y en a pas de plus convenable que le matin depuis cinq heures pour ceux qui ne boivent pas; &, pour ceux qui boivent, immédiatement après qu'ils ont fini, c'eſt à dire dans l'intervalle de huit à dix heures afin qu'on ait encore le tems de ſe repoſer & de ſe promener un peu avant le dîner. Ceux qui redoublent le bain ne doivent

vent pas prendre celui de l'après-midi avant quatre ou cinq heures, le mieux eſt à ſix heures.

Les bains aident merveilleuſement à l'effet des eaux bues, & celles-ci diſpoſent parfaitement au bain, enſorte que l'on peut aſſurer que ces deux remedes ajoutent encore réciproquement à leur efficacité.

70. Pour parvenir à recouvrer la ſanté, ce n'eſt pas aſſez de ſe modérer à Embs ſur le boire & le manger, & de s'abſtenir des mêts mal-ſains, il faut encore y obſerver à tous autres égards une maniere de vivre ſage, raiſonnable, égale, & ſurtout un régime moral qui laiſſe à l'ame toute la paix & la tranquillité dont elle a beſoin pour que le phyſique qui lui eſt ſubordonné ne ſoit point troublé, & que le corps puiſſe retrouver ſes forces, ſes mouvemens, ſes fonctions, en un mot la ſanté, dans l'accord rétabli entre ſes parties fluides & ſolides.

C'eſt particulierement aux eaux qu'il faut s'efforcer de bannir tous ſoucis, toutes inquiétudes; là on eſt affranchi des tracas domeſtiques, des travaux de ſon état; on peut y reſpirer tranquillement, s'y procurer des diſſipations honnêtes, & ſonger ſurtout à y jouir quelques inſtans de ſoi-même dans l'indépendance & la paix qu'un homme tant ſoit peu philoſophe doit y trouver loin des ſots, des méchans, des envieux, dont chacun malheureuſement n'eſt que trop ſouvent environné dans ſa demeure ordinaire, & plus ou moins obſédé en raiſon de ſa maniere d'être, ou du mérite qu'il peut avoir.

8°. Les auberges ou plutôt les deux penſions d'Embs uniquement deſtinées à ceux qui y font uſage des eaux, ont l'attention de ne leur ſervir que de bonnes choſes, peu aſſaiſonnées, & apprêtées de la maniere la plus ſalubre, mais ſi quelqu'un cependant vouloit ſavoir de quels alimens il conviendroit de s'abſtenir pendant la cure, en voici la liſte.

Les légumes venteux; les fruits cruds, particulierement ceux qui ne ſeroient pas d'une excellente qualité & bien mûrs ; toute eſpece d'alimens mal cuits, toutes viandes graſſes, ſalées & fumées, concombres, raves, patiſſeries graſſes, pluſieurs eſpeces de ragoût, la plupart des confitures douces, tous les acres, les acides, dans la claſſe deſquels nous mettrons pluſieurs eſpeces de ſalades ; les coins & tout ce qui peut reſſerrer &c. &c.

Il eſt à remarquer que c'eſt le docteur qui déſend tout cela & même juſqu'aux *Eyer-Kæſe*, (fromage d'œufs) manger délicieux, mais à la vérité un peu indigeſte à moins qu'on n'y joigne de la canelle. Ce ſont les François ſurtout que nous plaignons d'être privés de ce régal qui eſt inconnu dans leur pays, en dédommagement le docteur permet l'uſage modéré des fraiſes & des framboiſes ; mais après tant d'articles proſcrits, on ſeroit tenté de croire qu'il ne s'eſt gueres occupé de faire ſa cour aux maitreſſes de penſion d'Embs, qui ſont pourtant fort aimables, & on pourroit être en peine de ſavoir de quoi leurs tables ſont garnies, lorſqu'il s'agit de ſervir ſoixante à quatre-vingt couverts ſans qu'il y ait de contrebande; s'il s'en trouve quelquefois, on peut au reſte la mettre ſur le compte des curieux & des gens de bonne ſanté qui ne viennent aux eaux que pour s'y amuſer & non pas pour en ſuivre le régime. Ainſi il y a de quoi contenter tout le monde.

Pour du vin il eſt permis d'en boire raiſonablement à dìner ou à ſouper, pur, ou trempé d'eau, pourvû que ce ſoit du vin d'ordinaire.

9°. Le bon régime des eaux exige auſſi qu'on ſe couche de bonne heure, car il faut ſe lever matin.

10°. Le jeu qui excede les bornes de la récréation & les plaiſirs de l'amour, à moins qu'ils ne ſoient bien rares & bien modérés, & toutes les paſſions en général ne peuvent qu'être très préjudiciables au ſuccès de la cure. C'eſt la raiſon pour laquelle l'adminiſtration des bains n'admet qu'un jeu ſimple & borné dont la banque eſt confiée à des gens honnêtes, sûrs & connus, & la police ne ſouffre aucune femme débauchée on suspecte.

11°. En finissant la cure on se purgera, comme il a été dit ci devant & , d'après l'avis du médecin, on pourra au retour chez soi continuer à boire encore pendant quelque tems de l'eau d'Embs qu'on en aura rapportée , & prendre quelques bains d'eau tiede de riviere, mêlée d'un peu de sel, de cendres, de savon de Venise & de son, ou bien d'une décoction de camomille; ou seulement, pour les Dames se borner à quelques bains de pieds de la même composition avant de se coucher. Les personnes qui avoient des rhumatismes, sciatiques ou autres douleurs de ce genre doivent aussi observer de porter perpétuellement sur la partie affectée, une camisole ou un caleçon de flanelle.

12°. Enfin il faut conserver par une vie bien réglée & par un régime sage la circulation louable, la régularité de la transpiration, la souplesse des muscles, la fluidité du suc nerveux, la pureté des humeurs, la fraicheur, la santé, la vigueur qu'on aura obtenus des eaux & des bains d'Embs, ſi on en a fait uſage avec les précautions que nous avons indiquées, ſauf à y revenir enſuite ſi on s'en eſt bien trouvé. Si l'on veut rendre la cure d'autant plus parfaite, il eſt à propos de réitérer l'uſage de ces eaux & de ces bains.

La ſaiſon des eaux d'Embs dure depuis le commencement du mois de mai juſqu'à la fin d'août & quelquefois plus tard, lorſque le tems le permet. La difficulté de ſe procurer des logemens convenables, lorſque la ſaiſon eſt avancée, doit engager les perſonnes qui ſe propoſent d'y venir, à s'y rendre de bonne heure.

On pourroit auſſi tirer de l'avantage de ces eaux en hyver. Quelques vieillards atteſtent qu'elles ont été ſouvent fréquentées avec fruit dans cette ſaiſon. On en retrouve une preuve dans la diſpoſition des chambres de l'hôtel de Darmſtadt, qui ſont toutes garnies de fourneaux.

FIN.

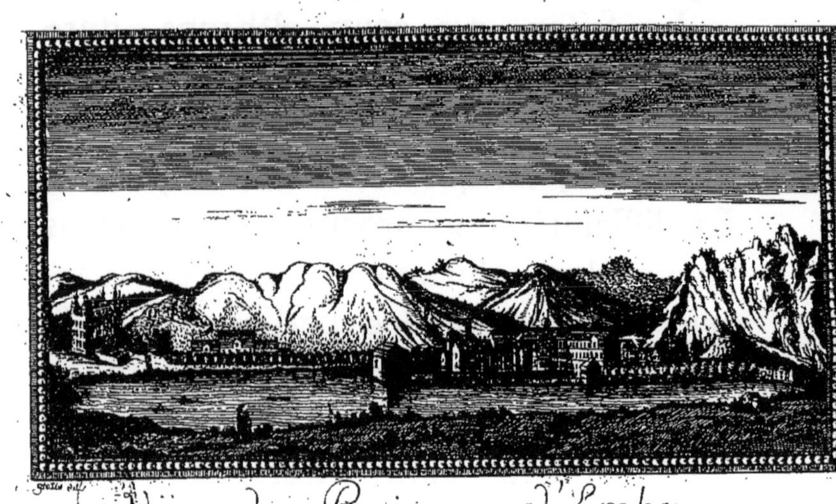

Vüe des Bains d'Emba

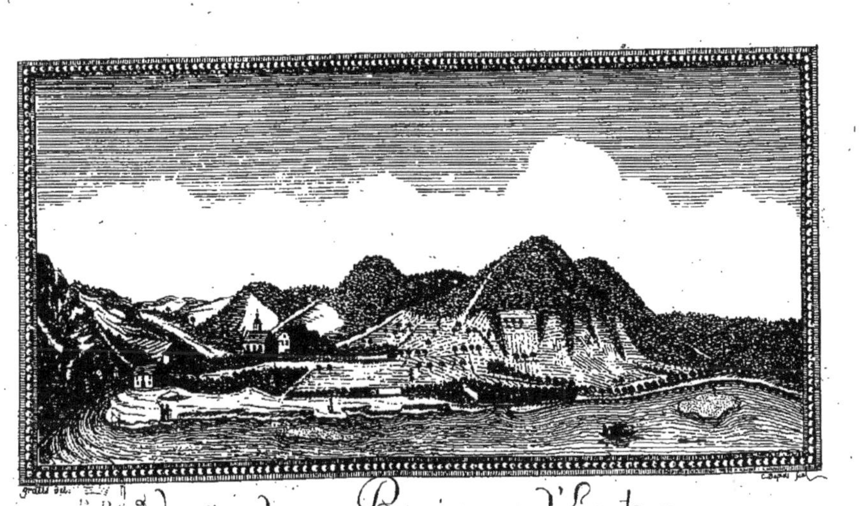

Vuë des Bains d'Embre

TABLEAU

Des substances minérales & de la chaleur des différentes sources des Fontaines d'eau à boire & des Bains d'EMBS.

		RÉSIDU APRÈS L'ÉVAPORATION sur 24 onces d'eau.				Dégrés de chaleur d'après le thermometre de Réaumur.
		TERRE.	SEL MINÉRAL		En tout.	
		Martiale & un peu alkaline.	Alkali.	Neutre.		
FONTAINES A BOIRE.		Grains.	Grains.	Grains.	Grains.	
Hôtel de Hesse-Darmstadt.	Kränchen ou Robinet.	3	33 & demi.	0	36 & demi.	26
	Wappenbrunn.	2 un tiers.	28	1 deux tiers.	32	33
	Kessel ou bassin.	1 & demi.	27 & demi.	0	29	34 & demi.
Hôtel de Nassau-Orange.	Fontaine du milieu.	2 & demi.	29 & demi.	3	35	41 & demi.
	Spühl-Brunnen.	2 un tiers.	28 deux tiers.	0	31	41 & demi.
	Fontaine jaillissante.	2 & demi.	27 & demi.	0	30	40 deux tiers.
	Fontaine de Marie.	3	27 un tiers.	2 deux tiers.	33	32 & demi.
	Robinet froid.	2	28	0	30	22
BAINS.						
Hôtel de Hesse-Darmstadt	Bains du Prince. N°. 1.	3 un quart.	30 trois quarts.	0	34	31
	Bains du Prince. . . 2.	3	26 & demi.	2	31 & demi.	31 deux tiers.
	Vieux Bains. . 1.	2 deux tiers.	31 un tiers.	0	34	28 deux tiers
	Vieux Bains. . 2.	2	30	0	32	30 trois quart
	Vieux Bains. . 3.	3	29	2	34	34 & demi.
	Vieux Bains. . 4. Source des Enfans.	3 & demi.	26 & demi.	3	33	27 un quart.
	Nouveaux Bains. . 1.	2 & demi.	30 & demi.	0	33	26 deux tiers
	Nouveaux Bains. . 2.	2 deux tiers.	29 un tiers.	0	32	28 deux tiers
	Nouveaux Bains. . 3.	2 un quart.	30 un quart.	0	32 & demi.	30
	Nouveaux Bains. . 4.	3	31	0	34	31 un tiers.

Les Bains du Landgraff ne peuvent se déterminer, puisqu'on les tempere à volonté.

		Terre	Alkali	Neutre	En tout	Dégrés
Hôtel de Nassau-Orange.	Bains de la Rondelle. 1	3 un quart.	30 trois quarts.	0	34	29 & demi.
	Bains de la Rondelle. 2	2 trois quarts.	32 un quart.	0	35	30 & demi.
	Bains de la Rondelle. 3	3	29 & demi.	2 & demi.	35	37
	Bains de la Rondelle. 4	3	32	0	35	29 deux tiers.
	Bains de la Rondelle. 5	2 un tiers.	29 deux tiers.	3	35	42
	Bains de la Rondelle. 6	2 & demi.	30 & demi.	3	36	37
	Bains de la Rondelle. 7	2 trois quarts.	28 un quart.	3	34	53
	Source qui est dans la cour de derriere.	3 & demi.	28	2 & demi.	34	45

Les Bains du Pavillon qui donne sur la Lahn, *ne sont pas déterminés à cause de leur nomi*

www.ingramcontent.com/pod-product-compliance
Ingram Content Group UK Ltd.
Pitfield, Milton Keynes, MK11 3LW, UK
UKHW021220230726
13926UKWH00003B/1145

9 782014 060508